MOOD FOOD
GLÜCKSNAHRUNG

Sarah Marie Kämpfer

1. Auflage

Kontakt: Marco Jablonowsky, Liegnitzer Straße 19, 31226 Peine

Covergestaltung: plan a media | die frische werbeagentur aus peine

ISBN: 9781976838552
Imprint: Independently published

Inhaltsverzeichnis

Mood-Food – Glücksnahrung

Gibt es Lebensmittel, die glücklich machen? Ja, es gibt sie. Mood-Food macht nicht nur satt, sondern sorgt auch für Glücksgefühle. Denkt man an Aussagen wie „Saures macht lustig oder Schokolade macht glücklich“, so merkt man schnell das Essen mehr als bloße Nahrungsaufnahme ist. Es steckt somit mehr dahinter, als nur zu essen.

Wer seinen Körper regelmäßig mit allen notwendigen Nährstoffen versorgt, wird mit guter Laune, Motivation und Tatendrang belohnt – dies ist die Devise der Mood-Food Grundregel. Es ist allerdings nicht allein entscheidend, welche Vitamine und Nährstoffe auf den Teller kommen, denn viel wichtiger ist die emotionale Verbindung zum Essen.

Wenn von Mood-Food die Rede ist, spricht man von einer Kombination aus unterschiedlichen Faktoren. Einer der wichtigsten Faktoren sind zum Beispiel die Inhaltsstoffe. Chilischoten enthalten den speziellen Stoff Capsaicin, dieser ist für die Schärfe verantwortlich und bringt somit den Kreislauf in Schwung. Er wirkt blutverdünnend und kurbelt den Stoffwechsel an, so entsteht das erwärmende Gefühl. Hingegen dazu wirken Aromen wie zum Beispiel Vanille harmonisierend und entspannend.

Natürlich gibt es noch viel mehr interessante Glücklich Macher. In diesem E-Book möchten wir auf die Glücksnahrung eingehen und alle wichtigen Informationen rund um Mood-Food erläutern. Neue Informationen erweitern das positive Essverhalten und feine Mood-Food Rezepte steigern das Geschmackserlebnis.

In diesem Sinne,
viel Spaß beim Lesen und auf in ein glückliches und leckeres Leben.

Ihre Sarah Marie Kämpfer

Wie funktioniert der Glücks-Prozess?

Die Aussage „Iss dich glücklich“ stimmt, denn Mood-Food ermöglicht diesen Glückseffekt. Während der Nahrungsaufnahme findet der eigentliche Glücks-Prozess ausschließlich in unserem Gehirn statt. Sobald ein Nähstoffmangel in unserem Denkorgan vorliegt, kann sich dies auf die Stimmung auswirken. Konzentrationsprobleme, Stimmungsschwankungen bis hin zu Depressionen sind somit vorprogrammiert. Die richtige Ernährung hat also einen großen Einfluss auf die Stimmung und Gefühle der Menschen. Es gibt zahlreiche Lebensmittel, die dafür sorgen, die Laune zu heben. Dies liegt an der Ausschüttung von Glückshormonen. Die Bezeichnung „Mood-Food“ kommt aus dem Englischen und bedeutet so viel wie „Stimmungs-Essen“.

Serotonin – der Schlüssel zum uneingeschränkten Glück

Der Neurotransmitter Serotonin ist der Schlüssel zum Glück. Er wird daher auch als natürliches „Glückshormon“ bezeichnet. Dieses wird im Gehirn produziert und sorgt letztendlich für gute Laune. Grundsätzlich sollte man jedoch wissen, dass man Serotonin nicht einfach über die Nahrung aufnehmen kann, denn leider kann es die Blut-Schranke im Gehirn nicht durchqueren. Dennoch kann man die Bildung von Serotonin fördern, indem man Tryptophan in großen Mengen über das tägliche Essen aufnimmt. Der Eiweiß-Baustein Tryptophan ist die Vorstufe von Serotonin. Er ist in der Lage dazu die Blut-Hirn-Schranke komplett zu durchdringen, sodass Tryptophan zu Serotonin umgewandelt werden kann.

Die perfekten Mood-Food Lebensmittel

Im Rahmen einer gesunden, abwechslungsreichen sowie ausgewogenen Ernährung kann man mit nachfolgenden Lebensmitteln Einfluss auf die eigene Stimmung nehmen. Glücklich essen ist nicht schwer, sondern gesund und wohltuend.

Einige dieser Lebensmittel stelle ich hier vor.

Dunkle Schokolade - der optimale Seelentröster

Überall hört man, dass Schokolade die perfekte Nerven- und Seelennahrung ist. Diesen Aussagen kann man recht geben, denn neben dem Zucker- und Fettgehalt, enthält sie auch wichtige Inhaltsstoffe wie Tryptophan und Theobromin. Beide Stoffe sind Stimmungsaufheller und in der Lage, die Serotonin-Bildung im Gehirn anzuregen. Jedoch sollte man an diesem Punkt erwähnen, dass dieser Vorgang bislang wissenschaftlich noch nicht belegt werden konnte.

Zudem ist bei Schokolade trotz Glückshormone Vorsicht geboten, denn eine Tafel Schokolade liefert oftmals mehr als 500 Kalorien. Somit zählt sie nicht nur zu den Muntermachern, sondern auch zu den Kalorienbomben. Nichtsdestotrotz sollte man ab und an komplett ohne schlechtes Gewissen zu einem Stück Schokolade greifen. Der Körper wird es einem mit positiver Stimmung danken.

Chili sorgt für Glücksgefühle

An diesem Punkt kann auch Schmerz glücklich machen. Hier ist natürlich die Rede von der Schärfe der Chili. Der Inhaltsstoff Capsaicin ist beim Verzehr von Chilis für das Brennen im gesamten Mundraum verantwortlich, denn er reizt die Nervenzellen. Er treibt uns wortwörtlich die Tränen in die Augen. Dieses Schmerzgefühl bringt jedoch einen positiven Effekt mit sich, denn es bewirkt, dass das menschliche Gehirn Endorphine ausschüttet. Diese Glückshormone sorgen für Entspannung und positive Stimmung. Einige Wissenschaftler und Mediziner sprechen hier auch von dem sogenannten Pepper-High Effekt.

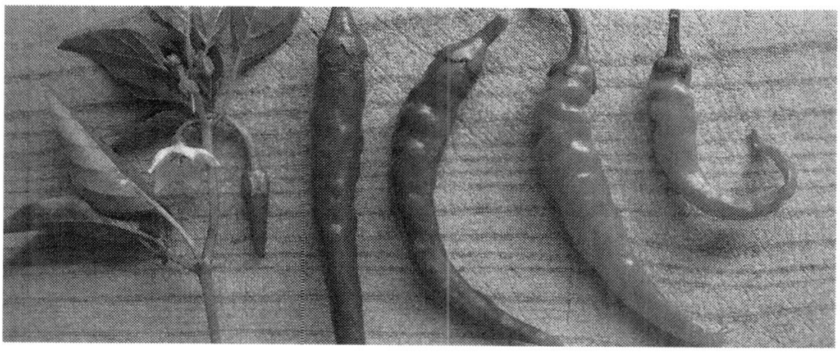

Fisch – heilende Wirkung bei Depressionen

Studien haben bewiesen, dass die wertvollen Omega-3 Fettsäuren im Fisch nicht nur bei Herz-Kreislauf Problemen helfen, sondern auch bei Depressionen. Sie sorgen für eine Linderung der psychisch bedingten Depressionen. Vor allem fetthaltige Fische wie zum Beispiel die Makrele, der Lachs und der Hering liefern eine große Menge an Omega-3 Fettsäuren. Aus diesem Grund ist es empfehlenswert mindestens zweimal pro Woche Fisch zu verzehren.

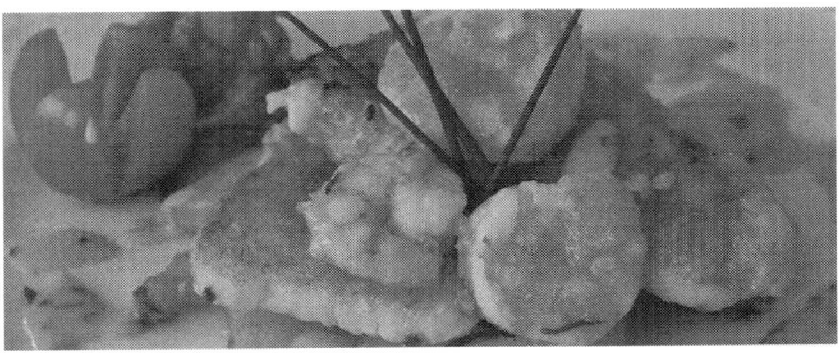

Beeren – die wahren Alleskönner bei Stress

Heidelbeeren und andere Beerenfrüchte dienen als wertvolle Magnesiumlieferanten. Während der Muskelkontraktion sorgt der Mineralstoff für die Übertragung wichtiger Reize. Die feinen Beeren nehmen allerdings auch auf unsere Stimmung Einfluss, denn Magnesium hemmt die Freisetzung von Adrenalin. Zu den Powerbeeren zählen Folgende: Cranberries, Acai Beeren, Goji Beeren, Blaubeeren, Heidelbeeren und Aroniabeeren.

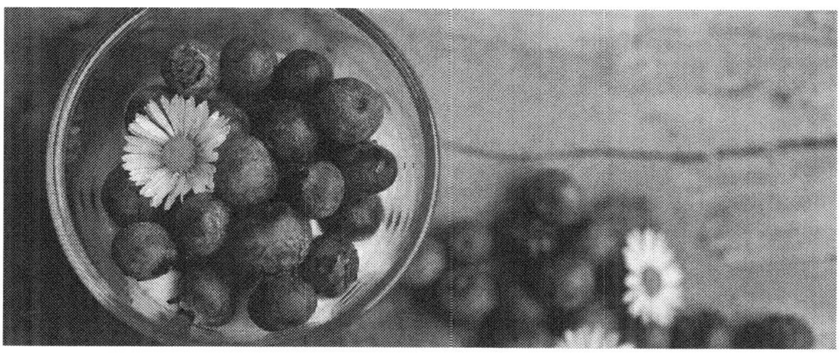

Vanille

Die Vanilleschote wird gerne als Königin der Gewürze bezeichnet. Einige Vermutungen besagen, dass der Verzehr von Vanille für die Ausschüttung von Serotonin sorgt. Dadurch wird die Entstehung des wichtigen Glückshormons im Gehirn angekurbelt. Wichtig ist hierbei, dass stets auf echtes Vanillemark zurückgegriffen wird, denn die künstlichen Vanillepulver erzeugen nicht dieselbe Wirkung. Allein der Geruch von frischer Vanillin entspannt und ruft ein Gefühl von Harmonie hervor.

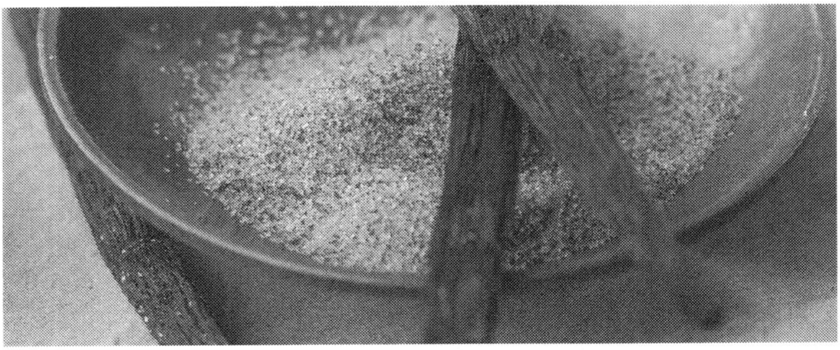

Ingwer macht glücklich

Seit vielen Jahrtausenden gilt Ingwer als echte Heilpflanze. Somit ist Ingwer nahezu ein wahrer Alleskönner. In den gelben Wurzeln stecken allerdings auch zahlreiche Mood-Food Vorteile. Im Prinzip kann man sagen, dass der Vorgang ähnlich wie bei den Chilischoten ist. Der Inhaltsstoff Gingerol ist für die natürliche Schärfe des Ingwers verantwortlich. Das Gehirn registriert diese Schärfe als Schmerz und schüttet dadurch zahlreiche Glückshormone aus.

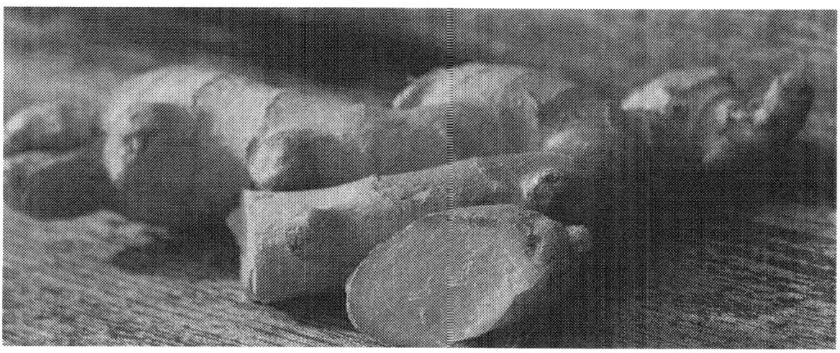

Bananen - lecker und gesund

Unter der gelben Schale versteckt sich eine Vielzahl an Vitaminen, Mineralstoffen, Aminosäuren und Spurenelementen. Die hohe Magnesium- und Kaliummenge lindert Stress und sorgt gleichzeitig für die Stärkung wichtiger Muskeln sowie Nerven. Aus diesem Grund eignen sich die Bananen sowohl für Leistungssportler als auch für wissenschaftlich geforderte Mitarbeiter. Von großem Vorteil ist die wichtige Aminosäure Tryptophan, denn diese wird im Körper zügig zu Serotonin umgewandelt. Die Folge hieraus ist Zufriedenheit, Wohlbefinden und gute Laune.

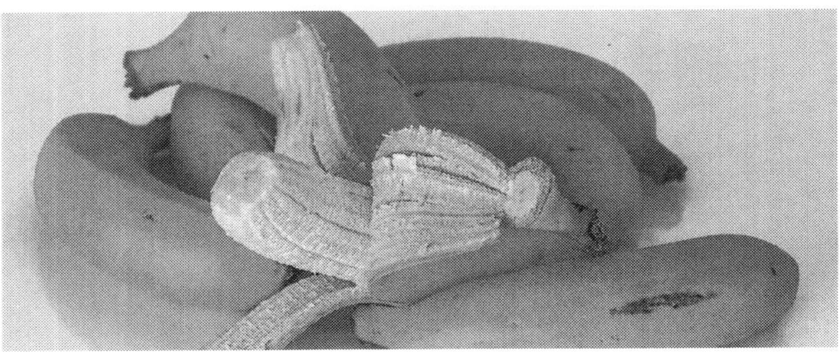

Kiwi

Nahezu jeder weiß, dass Kiwis wahre Vitamin-C Lieferanten sind. Sie helfen nicht nur bei einem geschwächten Immunsystem oder bei Grippen, sondern auch in Stresssituationen. Das enthaltene Vitamin E, Magnesium, Folsäure und Zink wirken sich positiv auf das Immunsystem und die Muskeln aus. Die Bildung von roten Blutkörperchen wird durch die gesunden Inhaltsstoffe gefördert. Das Ergebnis hieraus ist ein Anheben der Laune und der psychischen Verfassung.

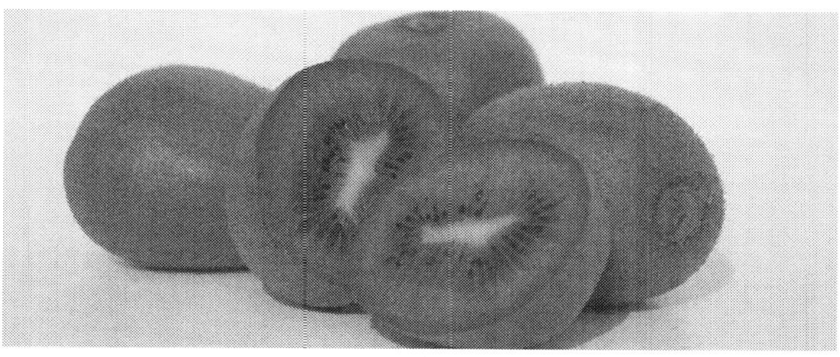

Nüsse – gesunde und effektive Nervennahrung

Nüsse dienen als Nervennahrung und Nährstofflieferanten. Wer eine volle Dosis an Nährstoffen möchte, sollte des Öfteren zu Haselnüssen, Erdnüssen, Mandeln oder Cashew-Nüssen greifen, denn Nüsse sind wahre Kraftpakete. Sie liefern wichtige Vitamine, wertvolle Fettsäuren, Kalium, Mineralstoffe und Magnesium. Das Nervensystem und der Energiestoffwechsel werden durch den Verzehr von Nüssen positiv beeinflusst.

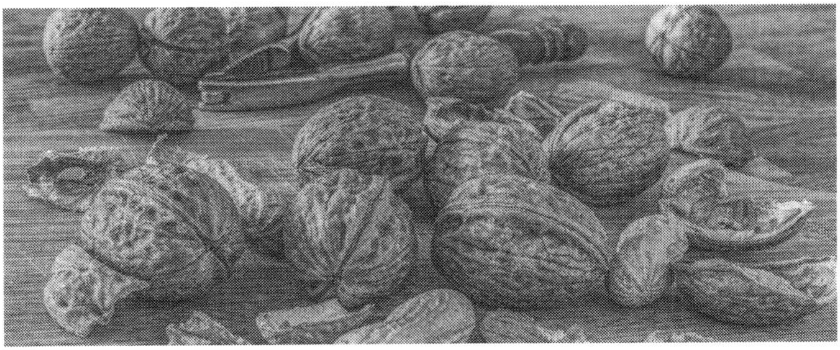

Dörrfrüchte – sorgen für einen perfekten Mood-Food Effekt

Viele lebenswichtige Körperfunktionen sind von Serotonin abhängig. Das Glückshormon sorgt für seelisches Wohlbefinden und eine positive Gemütslage. Nur mit einem hohen Anteil von Tryptophan und einem möglichst geringen Eiweißgehalt kann das Gehirn das wichtige Glückshormon bilden. Diese Eigenschaften erzielen zum Beispiel gedörrte Datteln und Feigen.

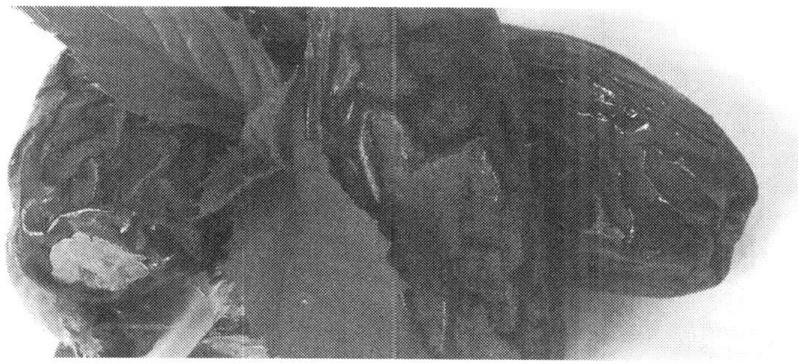

Nudeln

Das Lieblingsessen zahlreicher Kinder kann auch glücklich machen. Dies liegt in erster Linie an den komplexen Kohlenhydraten, die in nahezu allen Nudeln vorhanden sind. Beim Verzehr von Spaghetti und Co. schüttet der Körper Insulin aus, dadurch kann Tryptophan leichter ins Gehirn gelangen. Zusammen mit Parmesan bildet sich hieraus eine wahre Tryptophan-Bombe, somit zählen Nudeln zu den echten Glücksessen. Ein wenig Achtung ist jedoch erforderlich, denn die Kalorien sollte man stets im Auge behalten. Übergewicht zählt leider nicht zu den Stimmungsaufhellern, daher sollte es vermieden werden.

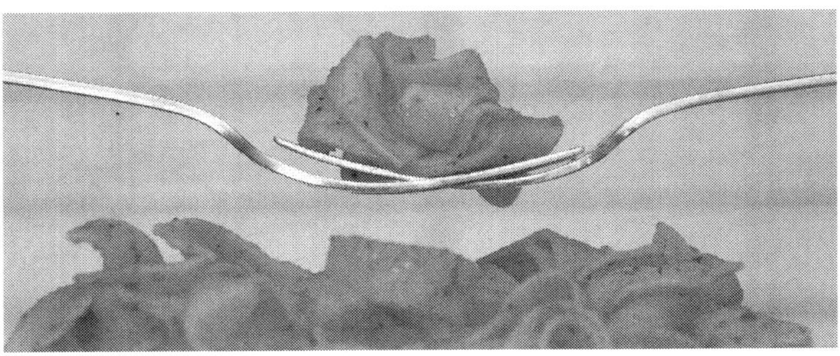

Nach welcher Zeit spürt man einen Effekt?

Zahlreiche Mood-Food Effekte wirken bereits innerhalb weniger Minuten. Dies gelingt über Zucker, Geschmacksempfindungen oder Wärme. Hingegen dazu treten andere Effekte erst nach einigen Stunden oder Tagen auf. Dies betrifft in erster Linie die Bildung des Schlafhormons Melatonin. Es sorgt für einen guten Schlaf- und Wach Rhythmus. Die letztendliche Zeit der Wirkung ist jedoch abhängig von der Qualität der Nahrung und der darin verfügbaren Menge an hilfreichen Inhaltsstoffen.

Heiße Getränke führen zur sozialen Wärme

Menschen zählen zu den einzigen Lebewesen, die Ihre Nahrung erwärmen. Zudem essen und trinken sie zumeist gemeinsam. Diese beiden wichtigen Merkmale werden emotional miteinander verknüpft. Die physikalische Wärme hat einen großen Einfluss auf den Umgang mit anderen Menschen. Sie spielt beim unbewussten Eindruck von unbekannten Menschen eine wichtige Rolle. Der erste Eindruck den man von einer fremden Person haben kann wird zum Beispiel durch ein heißes Getränk deutlich gesteigert. Die Einschätzung das die gegenüber sitzende Person freundlich und hilfsbereit ist, wird bereits durch einen kurzen Kontakt mit einer Wärmequelle enorm erhöht.

Dieser Effekt kommt aufgrund unseres Gehirns zustande, denn die physikalische- und psychologische Wärme werden im gleichen Abschnitt der Großhirnrinde verarbeitet.

Ist die Rede von „psychologischer Wärme“ so spricht man in diesem Fall von Vertrauen. Evolutionsbiologisch gibt es hierfür nur eine Erklärung. In der Phase der Hilflosigkeit als Neugeborenes ist die Anwesenheit einer hilfsbereiten sowie fürsorglichen Person eine Garantie für Sicherheit. Das Gefühl von Vertrauenswürdigkeit und Sicherheit wird durch die psychische Wärme und die emotionale Zuwendung geprägt. Aus diesem Grund verbinden auch erwachsene Menschen Wärme mit Hilfsbereitschaft und Vertrauen.

Es ist somit kein Zufall, dass wir Gästen oft heißen Kaffee oder Tee anbieten. Auch wichtige Geschäftsessen finden häufig bei einer warmen Mahlzeit statt. Nahezu niemand bespricht wichtige Verhandlungen bei einem kalten Frühstückbuffet mit Saft und Brötchen. Natürlich spielt bei der Bewirtung von Gästen nicht nur Wärme eine wichtige Rolle, jedoch lässt sich mit diesem Wissen ein anstehendes Treffen erfolgreich umsetzen.

Zusammenfassend kann man daher sagen, dass auch Heißgetränke wie Kaffee und Tee hervorragende Mood-Food Lebensmittel sind. Sie erzeugen ein Gefühl von Vertrauen, Sicherheit und Wohlbefinden. Einem wichtigen Geschäftstermin bei einem heißen Kaffee steht somit nichts mehr im Wege.

Hilfreiche Mood-Food Tipps bei unterschiedlichen Lebenslagen

Je nachdem, wie man sich derzeit fühlt, gibt es auch verschiedene Wege, die Stimmung entsprechend zu beeinflussen.

Auf den folgenden Seiten möchte ich Ihnen einige hilfreiche Tipps geben.

Bei Müdigkeit und Antriebslosigkeit

Entspannung, Schlaf und lange Sparziergänge im Grünen helfen bei Müdigkeit und Antriebslosigkeit. Hochwertige Tyrosin- und Eisen-Quellen wie zum Beispiel Nüsse, Samen, Kaltwasserfische, Fleisch, Innereien, Hülsenfrüchte, Kräuter, glutenfreie Getreide und Kakaopulver dienen als Grundgerüst für die Aufputschhormone Adrenalin, Dopamin und Noradrenalin. Eisen haltige Lebensmittel sichern die Sauerstoffversorgung im Gehirn. Beim Verzehr der aufgelisteten Lebensmittel gehört die Müdigkeit schnell der Vergangenheit an. Aber auch die Antriebslosigkeit kann damit effektiv bekämpft werden.

Bei Liebeskummer

Jeder kennt das Gefühl von Liebeskummer. Man fühlt sich schlecht und ist traurig. Doch diese Gefühle müssen nicht zwingend anhalten, denn heiße Getränke und warme Speisen bewirken Gefühle von Entspannung, Geborgenheit und Nähe. Der Verzehr von Vanille aktiviert positive Erinnerungen von Bindungen. Wer einen Stimmungskick benötigt sollte zu Zitrusfrüchten und Kräutern wie Melisse, Basilikum oder Rosmarin greifen. Derartige Mood-Food Kräuter kann man einfach auf Steaks, in Salaten oder in Heißgetränken genießen. Süßliebhaber können auch auf Schokolade mit einem Kakaogehalt von mindestens 60 Prozent zurückgreifen.

Bei hormonell bedingten Stimmungstiefs

Vor allem schwangere Frauen kennen diese Stimmungstiefs durch hormonelle Veränderungen. In diesen Phasen hilft es besonders nach Lust und Laune zu essen. Der Körper ist in der Lage selbst zu signalisieren, welche Nährstoffe er benötigt und welche fehlen. Das Ergebnis hieraus sind Heißhungerattacken auf spezielle Nahrungsmittel, die diese fehlenden Komponenten aufweisen.

Ein wenig Achtung ist jedoch geboten, denn von industriell verarbeiteten Nahrungsmitteln sollte man besser die Finger lassen. Hersteller ersetzen wichtige Inhaltsstoffe gerne durch ungesunde Geschmacksverstärker, Farbstoffe und Aromen.

Besonders stimmungsaufhellend sind zum Beispiel Zitrusfrüchte, Fenchel, Lavendel und Kamille. Hinzukommt, dass die Hormonbildung durch Bewegung beeinflusst wird. Daher ist es ratsam zusätzliche Sparziergänge und Radtouren im Freien zu tätigen.

Für Gestresste und aufgewühlte Personen

Je größer die Stresssituationen sind, desto mehr Zeit sollte man sich für den Verzehr von Speisen nehmen. An diesem Punkt ist auch die Qualität der Nähstoffe von wichtiger Bedeutung. Fastfood und Fertiggerichte sind daher fehl am Platz, denn sie verstärken die Ausschüttung von Stresshormonen. Das optimale Mood-Food Lebensmittel gegen Stress enthalten zahlreiche Vitamine, Omega-3 Fettsäuren, Mineralstoffe und einen hohen Gehalt an Tryptophan. Sehr empfehlenswert ist Biofleisch von Wildtieren oder Biofisch in Form von Lachs oder Thunfisch. Des Weiteren eignen sich mediterrane Kräuter, Innereien, Obst, Gemüse, Hülsenfrüchte, Nüsse und grüner Tee. Scharfe Speisen mit einem Hauch von Ingwer, Chili, Cayenne oder Meerrettich sorgen für die Ausschüttung von natürlichen Glückshormonen.

Für Morgenmuffel und Schlafmützen

Wer kennt es nicht? Morgens würde man viel lieber im Bett liegen bleiben als mühevoll aufzustehen. In diesem Fall helfen Zitrusfrüchte, denn sie wirken erfrischend und dienen als hervorragende Stimmungsaufheller. Wer gegen das tägliche Morgentief ankämpfen möchte sollte jeden Morgen direkt nach dem Aufstehen eine Grapefruit verzehren oder frisch gepressten Orangensaft trinken. Eine zusätzliche Kardamomkapsel verschafft ein weiteres Gefühl von guter Laune.

Bad Mood-Food – diese Lebensmittel verbreiten schlechte Stimmung

Natürlich gibt es auch Lebensmittel, die für schlechte Laune sorgen. Diese sollten unbedingt gemieden werden, denn anderenfalls sind Depressionen und negative Gefühle vorprogrammiert.

Einige dieser Lebensmittel stelle ich auf den folgenden Seiten vor.

Fast Food

Ein Burger zwischendurch macht glücklich? Leider ist dem nicht so. Selbstverständlich entstehen Glücksgefühle beim Gedanken an einen frischen, saftigen Burger doch die enthaltenen Transfette bewirken genau das Gegenteil. Die erwähnten Fette zählen zu den ungesättigten Fettsäuren und sind laut einiger Untersuchung verantwortlich für die Zerstörung der notwendigen Omega-3 Fettsäuren. Die Folgen hieraus sind Depressionen, Aggressionen und Pessimismus.

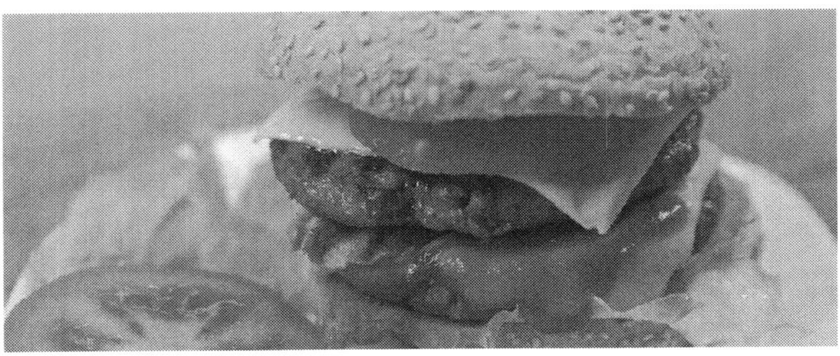

Kaffee

Für den ein oder anderen mag diese Aussage vermutlich negativ klingen, doch der Lieblings-Wachmacher kann in größeren Mengen miese Laune verursachen. Während eine Tasse Kaffee für die Stimmungsanhebung sorgt, kann der Lieblings-Booster bei übermäßigem Kaffeekonsum zu Stimmungstiefs führen. Daher sollte man mit Koffein nicht übertreiben.

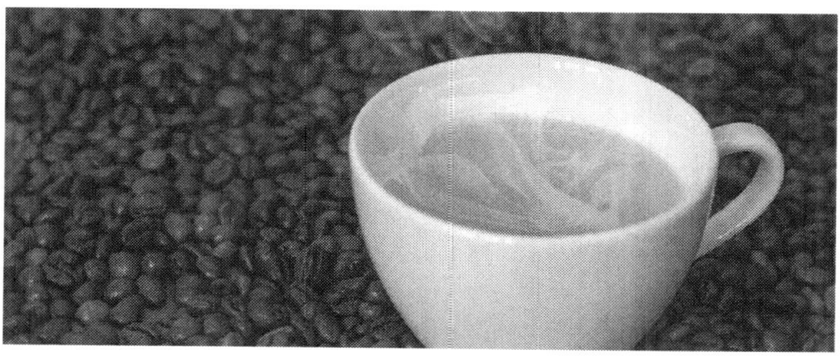

Margarine

Seit vielen Jahren ist bereits bekannt, dass Butter die bessere und gesündere Alternative zu Margarine ist. Diesen Aussagen ist Recht zu geben, denn Margarine ist in vielerlei Hinsicht tatsächlich die ungesündere Fettvariante. Das künstlich verarbeitete Fett kann Stimmungsschwankungen verursachen. Aus diesem Grund sollte auf Butter oder natürlich vorkommende Fette zurückgegriffen werden. Hierzu zählt zum Beispiel Oliven- oder Avocado-Öl.

Diät Getränke

Viele Menschen sind der Meinung, dass Diät Getränke die bessere Alternative zu zuckerhaltigen Soft Drinks sind. Dem ist jedoch nicht so, denn die vermeintlich kalorienarmen Drinks beinhalten zahlreiche Zusatzstoffe wie zum Beispiel das chemische Süßungsmittel Aspartam. Dieser Zusatzstoff ist vergleichbar mit Zucker und somit nicht viel besser. Er besteht aus der Aminosäure Phenylalanin und behindert dadurch die Produktion von Serotonin. Die Folge hieraus sind Stimmungsschwankungen.

Salzige Zwischensnacks

Jeder kennt es – einmal hat man zu den leckeren salzigen Chips gegriffen und schon kann man den Snacks nicht mehr widerstehen. Aus gesundheitlichen Gründen und zum eigenen Wohlergehen sollten diese Naschereien nur in Maßen verzehrt werden. Der hohe Salzanteil und die enthaltenen Geschmacksverstärker können Migräne und Atembeschwerden hervorrufen. Der hohe Natriumgehalt verursacht zudem schmerzhafte Blähungen.

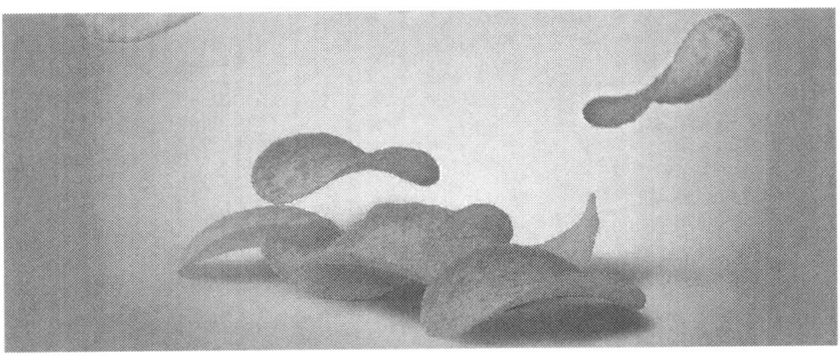

Ernährungstipps, die Stimmung Machen

Auf den folgenden Seiten möchte ich Ihnen vier hilfreiche Tipps geben, die Ihre Stimmung steigern.

Tipp 1 – Auf das eigene Innere hören

Nach jeder noch so kleinen Mahlzeit, sollte darauf geachtete werden, wie es einem geht. Welche Lebensmittel und Speisen führen zu einem wahren Gefühlshoch? Gerade bei schlechter Laune ist es wichtig zu wissen, welches Gute-Laune-Essen helfen kann, die Stimmung aufzumuntern. Hier ist jedoch Warnung geboten: Wer sich über einen langen Zeitraum unwohl und ausgelaugt fühlt, sollte dies auf jeden Fall bei einem Arzt abklären lassen.

Tipp 2 – bunt und gesund essen

Ein Körper der langfristig gesund und ausgewogen ernährt wird fühlt sich gut und voll Power. Dieses Gefühl sorgt für den Seelenfrieden. Das tägliche Essprogramm sollte sich farbenfroh und abwechslungsreich gestalten. Laut Untersuchungen liefern die unterschiedlichen Obst und Gemüse Farben jeweils verschiedene gesunde Nährstoffe.

Tipp 3 – Kleine Sünden sind erlaubt

Hin und wieder sind Sünden erlaubt. Die Devise hierzu lautet „Esse das, was du magst“. Kalorienbomben sollten nur in Maßen verzehrt werden. Wer Schokolade oder Vanilleeis vergöttert, sollte sich diese Speisen zwischendurch gönnen. Ernährungswissenschaftler haben festgestellt, dass es wichtig ist wenig Süßes zu verspeisen, aber das dann ausgiebig zu genießen. Bedeutend ist an diesem Punkt, dass weder zu viel noch zu häufig Sünden verzehrt werden sollten. Der tägliche Konsum von Kalorienfallen macht dick und ist ungesund. Einer feinen Leckerei als Nachtisch steht nichts im Wege, denn in diesem Fall bleibt der Blutzucker konstanter, als beim Schokokuchen in den späten Abendstunden.

Tipp 4 – Gefühle nach einer Mahlzeit erkennen

Grundsätzlich kann man sagen, dass wir Menschen uns immer nur so gut fühlen, wie die letzte Speise war. Liegt das Mittagessen schwer im Magen, so fühlt sich auch der Körper nicht gut. Es ist wichtig bewusst zu spüren, wie sich die Mahlzeit nach dem Verzehr anfühlt. Dieses Gefühl ist wichtig und sollte im Kopf abgespeichert werden. Vor der nächsten selben Speise ist es sinnvoll, sich zuvor zu fragen, ob sich das Essen gut angefühlt hat oder nicht. Vielleicht wird die Portion Pommes beim nächsten Mal nicht mehr bestellt, weil sie nur gut schmeckt aber im Nachhinein ein Völlegefühl im Magen hinterlässt.

Die vier wichtigsten Nährstoffe für unser Gehirn

Das Gehirn ist ein umfangreiches Werkzeug mit unglaublich effektiven Eigenschaften. Mit Meditationsübungen lässt sich das Gehirn auf Trab halten, doch auch die Ernährung spielt eine große Rolle. Sie hat Einfluss auf die Leistungsbereitschaft des Gehirns. In den nachfolgenden Zeilen sind die vier wichtigsten Nährstoffe für das Gehirn zu finden. Diese Grundnährstoffe sind in unzähligen Mood-Food Lebensmitteln vorhanden und sorgen für eine gesunde Hirnfunktion.

Magnesium

Magnesium sorgt für die Beruhigung des Nervensystems. Viele Ernährungsberater bezeichnen diesen Nährstoff daher auch als „Salz der inneren Ruhe“. Magnesium dämmt die Erregungsweiterleitung der Nerven. Somit werden Stress, Nervosität und Konzentrationsschwächen vermieden. Leider leiden heute rund 50 Prozent der Bevölkerung in den Industrieländern an einem Magnesium Mangel. Wer vorbeugen möchte, sollte zu den gesunden Mood-Food Lebensmitteln wie zum Beispiel Nüsse, Tee, Spinat und Kakao greifen.

Omega-3 Fettsäuren

In den menschlichen Gehirnzellen kommen die wichtigen Omgea-3 Fettsäuren in großen Mengen vor. Sie sind sorgen für eine gesunde Gehirnfunktion und sind an der Übermittlung von Signalen beteiligt. Wichtig ist jedoch, dass die Omgea-3 Fettsäuren eigenständig durch die Nahrung aufgenommen werden, denn der Körper kann DHA kaum selbst herstellen.

Wer an einem Omega-3 Mangel leidet wird schnell eine Minderung der geistigen Leistungsfähigkeit feststellen. Laut Studien gehen zudem auch Aufmerksamkeitsstörungen, Rechtschreibschwächen und Demenzerkrankungen mit einem Omega-3 Fettsäuren Mangel einher.

Worin ist Omega-3 enthalten?

Fette Meeresfische wie Heringe, Makrelen, Tunfische und Lachs sind reich an Omega-3 Fettsäuren. Zudem findet man die gesunden Fette auch in Leinsamen, Nüssen, Spinat, Sesamöl und Rapsöl sowie in Lamm-Fleisch.

Vitamin B12

Vitamin B12 ist für die problemlose Funktion von Immun- und Nervensystem verantwortlich. Zudem wird auch die körperliche und geistige Leistungsfähigkeit gefördert. Das wichtige Vitamin B12 ist nahezu ausschließlich nur in Fleischprodukten zu finden. Einen geringen Gehalt an Vitamin B12 besitzen Lebensmittel wie zum Beispiel Erbsen, Bohnen, Ingwer und Lupinen.

Bei einem Mangel fallen schwerwiegende Symptome auf – Gedächtnisprobleme, Müdigkeit und depressive Verstimmungen sind vorprogrammiert. Hinzu kommt eine Beeinträchtigung des Nervensystems.

Wer eine ausreichende Versorgung mit Vitamin B12 nicht gewährleisten kann, sollte auf spezielle Nahrungsergänzungsmittel zurückgreifen. Diese werden in der Regel auf die Bedürfnisse des Gehirns angepasst.

Zink

Zink hat einen positiven Effekt auf unser Gehirn. Es ist an über 100 Reaktionen des Stoffwechsels beteiligt. Ein Zinkmangel führt schnell zur unerwünschten Aggressivität oder zu Depressionen. Auch Lernschwächen sind Ergebnisse hieraus. Laut Gesundheitsstudien benötigt das menschliche Gehirn und der Körper rund 8 bis 10 Milligramm Zink täglich. Bei einer klassischen Mischkost kann diese geforderte Menge problemlos zu sich genommen werden. Wichtig zu wissen ist, dass Zink aus tierischen Quellen besser aufgenommen und verarbeitet wird als auch pflanzlichen Lebensmitteln.

Zink befindet sich überwiegend in Austern, Weizenkleie, Weizenkeimlingen, Kürbiskernen, Leinsamen, Rindfleisch und Edamer. Der Zinkgehalt der einzelnen Lebensmittel ist jedoch sehr unterschiedlich, wie die Tabelle auf der folgenden Seite zeigt.

Lebensmittel 100 Gramm	**Zinkgehalt in Milligramm**
Austern	22,00 bis 22,5
Weizenkleie	9,0 bis 9,4
Weizenkeimlinge	17,0
Kürbiskerne	7,0 bis 7,1
Leinsamen	5,5
Rindfleisch	5,2 bis 5,3
Edamer	5,3

Fröhlich durch den Morgen – 2 happy Frühstücksrezepte für gute Laune im Herbst (schmecken aber natürlich auch in den anderen Jahreszeiten)

Es ist wieder soweit, die Tage werden kürzer und die Stimmung hält sich in Grenzen. Bei vielen Menschen entwickelt sich in den kalten Monaten der Herbstblues. Morgens klingelt der Wecker, doch die Motivation lässt zu wünschen übrig. Es ist dunkel und von Tageslicht keine Spur. Zu dieser Jahreszeit wünscht sich nahezu jeder eine fluchtartige Reise n einen warmen Ort mit viel Sonne. Das ist eine gute Option, denn dadurch kann die eigene Laune verbessert werden. Es gibt allerdings auch viel einfachere und günstigere Alternativen – zwei feine Frühstücksrezepte in Form von Bowls.

Sie erleichtern einem nicht nur das morgendliche Aufstehen, sondern sind aufgrund ihrer ausgewählten Zutaten grandiose Stimmungsaufheller. Diese super Frühstücks-Smoothies überzeugen gleich doppelt – sie sind vollgepackt mit Nährstoffen und optisch gesehen ein richtiger Blickfang. Sie lassen sich beliebig variieren und sind innerhalb weniger Minuten zubereitet. An kalten Wintertagen können die Smooties je nach Belieben auch warm ein richtiger Genuss sein.

Die happy Schokoladen Smoothie-Bowl

Sie sorgt für positive Stimmung, Fröhlichkeit und Wohlbefinden. Das tägliche Aufstehen wird zum Kinderspiel und der Körper erhält alle wichtigen Nährstoffe für die kalte Jahreszeit.

Die Zutaten:

- 1 reife Banane
- 2 EL Leinsamen
- 2 EL Haferflocken
- 2 EL ungesüßtes Kakaopulver
- 1,5 TL Zimt
- 250 ml Hafermilch

Die Toppings:

- 1 EL Haferflocken
- 2 EL Kokoschips
- halbe Banane

Die Zubereitung:

Alle Zutaten werden in einem Mixer zu einer cremigen Schokoladen-Bananen Masse vermischt. Im Anschluss wird die happy Bowl in eine kleine Dessertschüssel gegeben und mit Toppings dekoriert.

Der Mood-Food Check:

Ungesüßter Kakao enthält viel Tryptophan. Zudem sind Bananen reich an Magnesium und Kalium, somit können sie gezielt Stresssituationen vorbeugen. Die enthaltenen Omega-3 Fettsäuren in den Leinsamen wirken sich positiv auf den Geist und Körper aus. Zu guter Letzt die Haferflocken – sie enthalten neben vielen Kohlenhydraten einen hohen Anteil an Tryptophan, somit sind sie hervorragende Stimmungsmacher.

Der nährstoffreiche Sattmacher – die Frühstücks-Bowl mit Quinoa

Mit dem Quinoa Frühstücks Smoothie startet der Tag voller Power. Der Winter kann kommen und der Herbstblues bleibt aus.

Die Zutaten:

- 1 Tasse Leitungswasser
- 1 Tasse Mandelmilch oder Mandeldrink
- 1 Tasse weiße Quinoa
- 1 TL gemahlene Vanille aus der Schote
- 2 kleine reife Feigen
- 1,5 Kiwi
- 2 EL Chiasamen

Die Zubereitung:

Vor der eigentlichen Zubereitung der Bowl muss die angegebene Menge Quinoa vorbereitet werden. Hierzu wird die Quinoa Menge einfach in Wasser oder einer pflanzlichen Milchalternative gekocht. Geschmacklich ist ein Mix aus beidem optimal. Anschließend sollte das Ganze mit einem Teelöffel Vanille Pulver abgeschmeckt werden. Zu guter Letzt kann die Quinoa Bowl mit Kiwis und Feigen dekoriert werden.

Der Mood-Food Check:

Quinoa ist reich an Nähstoffen und Tryptophan. Kalium, Magnesium und Eisen sind reichhaltig vorhanden. Das frische Vanillepulver aus der Vanilleschote sorgt für die Produktion von Serotonin. Wichtig ist stets die echte Vanille zu nutzen, denn künstliches Vanillin wird keine Effekte erzielen. Die Feigen sind gut für die Darmflora und reich an Zink. Sie haben einen hohen Kohlenhydrat- und Tryptophan-Anteil. Zu guter Letzt die Mood-Food Chiasamen – sie enthalten wertvolle Omgea-3 Fettsäuren. Diese sind vor allem für das Herz-Kreislauf-System von wichtiger Bedeutung. Aber auch das Gehirn benötigt sie, um den Glücksbotenstoff Serotonin herzustellen.

Gesunde und farbenfrohe Rezeptideen, die glücklich machen

Glücklich essen ist nicht schwer! Mit den nachfolgenden Rezepten wird unser Gehirn nur so von Glückshormonen brodeln.

Bunter vitaminreicher Mood-Food Powereintopf

Reich an Proteinen und geschmacklich ein fruchtiges Erlebnis. Der Powereintopf verspricht gute Laune und Glückshormone. Verfeinert mit Quinoa, Kidneybohnen, Mango und Kokosnusschips ist er ein ausgezeichneter Nährstofflieferant.

Die Zutaten für 4 Portionen:

- 1 rote Chili
- 4 kleine Knoblauchzehen
- 1,5 Limetten
- 500 g Süßkartoffeln
- 1 rote Paprika
- 1 Mango
- 1 große Dose Kidneybohnen
- 800 g Spitzkohl
- 1 kleinen Strauch Petersilie
- 220 g weiße Quinoa
- 45 g Kokosnusschips
- 80 g brauner Zucker
- 65 ml Fischsoße
- 80 ml neutrales Öl
- 1 Prise Salz und Pfeffer

Die Zubereitung – ca. 40 Minuten

Für die Soße werden die Knoblauchzehen sorgfältig geschält und grob zerhackt. Chilischoten waschen, aufschneiden, entkernen und klein schneiden. Anschließend die zerkleinerten Knoblauchzehen und Chilis mit Limettensaft, Zucker, Fischsoße und Öl in einem Mixer fein pürieren. Hierfür kann natürlich auch ein Stabmixer zum Einsatz kommen.

Die rote Paprika entkernen, waschen und klein würfeln. Süßkartoffeln schälen, säubern und im Anschluss ebenso klein würfeln. Die Mango schälen und im Anschluss in dünne Scheiben schneiden. Spitzkohl halbieren, waschen und in schmale Streifen schneiden. Kidneybohnen abwaschen und in einem Küchensieb abtropfen lassen. Zu guter Letzt die Petersilie säubern, trocknen und fein hacken.

Nun die Quinoa in ein feines Sieb geben. Mit kaltem Wasser abspülen und im Anschluss abtropfen lassen. Quinoa in ca. 450 ml Salzwasser bei schwacher Hitze rund 20 Minuten köcheln lassen. Zeitgleich Öl in einer großen Pfanne erhitzen und die Süßkartoffeln darin ca. 8 Minuten anbraten. Wichtig ist das regelmäßige Wenden der Süßkartoffelwürfel. Nach dem Anbraten mit einer Prise Salz und Pfeffer je nach Geschmack würzen. Nun muss der Spitzkohl noch kurz in kochendem Wasser blanchiert werden. Nach diesem Vorgang ist das Abgießen und Abschrecken sehr wichtig. Die klein gehackte Petersilie dazugeben und unterrühren. Quinoa vor dem Servieren kurz mit einer Gabel auflockern.

Alle vorbereiteten Zutaten auf einzelne Teller portionieren und mit Kokoschips garnieren. Vitaminreiche Soße dazu reichen. Guten Appetit.

Die Nährwerte:

- 800 Kalorien
- 20 g gesundes Eiweiß
- 36 g Fett
- rund 100 g Kohlenhydrate

Gesundes und köstliches Erdnuss-Karotten Süppchen

In den kalten Wintermonaten ist die warme Suppe eine wahre Bereicherung. Munter und zufrieden die nasskalten Wintertage genießen.

Die Zutaten für 4 Portionen:

- 1,5 Zwiebel
- 2 Koblauchzehen
- 200 g Karotten
- 130 g Kartoffeln
- 3 Tomaten
- 1 kleines Stück frischen Ingwer
- 5 schmale Stiele Koriander
- 3 EL Olivenöl
- 1 Dose Kokosmilch
- 700 ml Gemüsebrühe
- 1,5 EL Tomatenmark
- 60 g Erdnusscreme
- 60 g geröstete Erdnüsse
- 1 kleine Prise Zucker
- Salz und Pfeffer zum Würzen

Die Zubereitung – ca. 45 Minuten

Zwiebeln sowie Knoblauch schälen und fein würfeln. Karotten waschen, schälen und in feine Würfel schneiden. Die Kartoffeln ebenso waschen, schälen und würfeln. Das Ingwerstück sorgfältig von der Schale befreien und reiben.

Öl erhitzen und Zwiebeln darin glasig dünsten. Im Anschluss Kartoffeln, Karotten, Ingwer und Knoblauch hinzufügen. Unter Wenden werden alle Zutaten bei mittlerer Hitze rund 5 Minuten gedünstet.

In der Zwischenzeit die Tomaten waschen und würfeln. Anschließend die Tomaten den anderen Zutaten beimengen und kurz mitdünsten. Den gesamten Pfanneninhalt mit Salz, Pfeffer und einer Prise Zucker würzen. Die Gemüsebrühe bereitstellen. Das Tomatenmark unter die Suppe rühren und kurz anbraten.

Nun werden die Zutaten mit der Gemüsebrühe und Kokosmilch abgelöscht. Erdnusscreme hinzufügen und alles zugedeckt ca. 18 Minuten aufkochen lassen. Inzwischen können die Erdnusskerne klein gehackt und angeröstet werden. Koriander putzen, waschen, trocknen und zerkleinern.

Das vorbereitete Gemüse noch einmal kurz in einer separaten Pfanne erhitzen. Süppchen fein pürieren und nochmals mit Salz sowie Pfeffer abschmecken. In kleinen Suppenschalen anrichten und mit Erdnüssen, Koriander und Gemüse garnieren.

Die Nährwerte:

- 320 Kalorien
- 10 g Eiweiß
- 25 g Fett
- ca. 14 g Kohlenhydrate

Mood-Food Pasta al Arrabiata – glücklich durch den Tag

Nudeln sind wahre Stimmungsmacher. Die würzige italienische Pasta sorgt für eine Überflutung an Glückshormonen.

Die Zutaten für 4 Portionen:

- 2 rote Chilis
- 70 g Kapern aus dem Glas
- 200 g roher Speck
- 400 g Spaghetti
- 1 Liter Tomatensoße
- 4 EL fein gehobelter Parmesan
- 2 EL Olivenöl

Die Zubereitung – ca. 25 Minuten

Speck in feine Würfel schneiden. Die Chilis halbieren, entkernen, waschen und fein hacken. Anschließend die Spaghetti in kochendem Salzwasser individuell nach Packungsanweisung garen. In der Zwischenzeit Öl erhitzen und Speck darin knusprig braten. Die zerkleinerten Chilischoten hinzugeben und rund 2 Minuten mitbraten. Nun können die Kapern und die Tomatensoße zugegeben werden. Für weitere 2 Minuten köcheln lassen und mit Salz abschmecken.

Spaghetti abgießen und mit der Tomatensoße mischen. Das Gericht auf vier Teller portionieren und mit fein gehobeltem Parmesan bestreuen.

Die Nährwerte:

- 800 Kalorien
- rund 90 g Kohlenhydrate
- 30 g Eiweiß
- 35 g Fett

Seelentröster Leckereien mit Schokolade

Nahezu jeder weiß, dass Schokolade der Seelentröster Nummer 1 ist. Aus diesem Grund möchten wir in den nachfolgenden Zeilen einige Rezepte mit Schokolade aufzeigen. Für jeden Schokoladenliebhaber ist das perfekte Mood-Food Rezept dabei.

Schokoladen-Pancakes mit fruchtigem Geschmackserlebnis

Schokolade macht glücklich und zufrieden. Mit unseren Mood-Food Pancakes gehört schlechte Laune schnell der Vergangenheit an.

Die Zutaten für 4 Portionen:

- 250 g Erdbeeren
- 125 bis 150 g Himbeeren
- 2 Eier
- 3 EL Zucker
- 2 EL frischer Zitronensaft
- 3 TL abgeriebene Zitronenschale (auf Bio achten)
- 4 EL Ahornsirup
- 2 TL Backpulver
- 2 EL Kakaopulver
- 1 EL neutrales Öl
- 100 g Mehl
- 120 ml Milch
- Puderzucker

Die Zubereitung – ca. 40 Minuten

Erdbeeren waschen, putzen und vierteln. Himbeeren verlesen und waschen. Die Beeren in einer großen Schüssel mit 1 EL Zitronensaft vermischen. Anschließend den Zucker sowie die abgeriebene Zitronenschale hinzugeben und rund 15 Minuten marinieren. Nun den Ahornsirup untermischen.

Das Mehl mit Back- und Kakaopulver mischen. Die Milch, ein Ei und ein Eigelb miteinander verquirlen. Im Anschluss unter die Mehlmischung rühren. Den glatten Teig für 5 Minuten in Ruhe quellen lassen. In der Zwischenzeit 1 Eiweiß mit 1 EL Zitronensaft steif schlafen. Hierfür eignet sich ein sauberes, trockenes und hohes Gefäß. Den Eischnee nach der Quellzeit unter den Pancaketeig heben.

Öl in einer großen Pfanne erhitzen und 6 kleine Teigportionen eingießen. Bei mittlerer Hitze werden die Schoko-Pancakes von jeder Seite rund 1 Minute gebraten. Den restlichen Teig wie beschrieben verarbeiten. Vor dem Servieren werden die Pancakes mit Puderzucker und Beeren garniert.

Die Nährwerte:

- 300 Kalorien
- ca. 45 g Kohlenhydrate
- 10 g Eiweiß
- 10 g Fett

Heiße Schokolade für eine glückliche Auszeit

Was gibt es schöneres als eine heiße Schokolade an kalten Tagen. Aber auch in den späten Abendstunden kann eine heiße Schokolade für Wohlbefinden und einen ruhigen Schlaf sorgen.

Die Zutaten für 4 Portionen:

- 250 ml Milch
- 100 ml Schlagsahne
- 5 g Kakao
- 10 g Puderzucker
- 20 g Bitterschokolade oder Kuvertüre
- 15 g Vollmilchschokolade oder Kuvertüre
- Kakaopulver

Die Zubereitung – ca. 25 Minuten

Milch, Schlagsahne und Puderzucker in einem ausreichend großen Topf aufkochen. Anschließend beiseite stellen. Die beiden Kuvertüren Sorten grob zerkleinern und mit dem Kakaopulver sowie der Milchmischung in einem geeigneten Gefäß über einem warmen Wasserbad zergehen lassen. Den Kakao erwärmen und mit einem Stabschäumer aufschäumen. Vor dem Servieren mit feinem Kakaopulver bestreuen.

Die Nährwerte:

- 175 Kalorien
- rund 10 g Kohlenhydrate
- 4 g Eiweiß
- 14 g Fett

Mousse au Chocolat mit Mood-Food Effekt

Schokoladig, cremig und lecker - das Mousse au Chocolat garantiert gute Laune ab sofort.

Die Zutaten für 4 Portionen:

- 170 g Bitterschokolade
- 1 Ei
- 2,5 EL brauner Rum
- 280 ml Schlagsahne
- 2 EL Schokoladenraspeln

Die Zubereitung – ca. 35 Minuten

Die Schokolade mit einem Messer grob zerkleinern und in eine Metallschüssel geben. Über einem warmen Wasserbad die Bitterschokolade vorsichtig schmelzen. Optimal sind Temperaturen zwischen 30 und 40 Grad Celsius.

Das Ei in einem Schlagkessel über einem heißen Wasserbad schaumig aufschlagen. Dies gelingt mit einem einfachen Schneebesen in rund 30 Sekunden. Den Kessel vom Wasserbad heben und die flüssige Schokolade langsam unterheben. Es muss eine glatte und gleichmäßige Masse entstehen. Im Anschluss wird die Creme mit ein wenig Rum abgeschmeckt. Nun alles kurz abkühlen lassen.

Die Schlagsahne halb steif schlagen und mit einem Teigspachtel nach und nach unterheben. Das fertige Schokoladen Mousse in kleine Schälchen füllen und mindestens für 4 Stunden kaltstellen. Vor dem Servieren mit Schokoladenraspeln bestreuen.

Die Nährwerte:

- ca. 540 Kalorien
- 30 g Kohlenhydrate
- 8 g Eiweiß
- 43 g Fett

Danksagung und Empfehlung

Ich danke Ihnen und Euch für den Erwerb dieses Buches und hoffe, das es Euch genauso wie mir weiterhilft.

Eine positive Grundstimmung ist mit diesem Ratgeber auf jeden Fall gegeben. Was man dann jedoch daraus macht ist das eigentlich Entscheidende.

Gesundheit und eine reichhaltige und richtige Ernährung sind nur die Grundpfeiler eines glücklichen Lebens.

Sollte es aber dennoch mal mit der Gesundheit etwas schwierig sein, so empfehle ich die Webseite **www.healthy-shopping.de**.

Dort finden Sie alles, was mit Gesundheit, Fitness, Wellness etc. zu tun hat.

Und ein wenig Sparen kann man mit den enthaltenen Gutscheinen ebenso.

Ihre Sarah Marie Kämpfer

Rechtliche Hinweise

 Die Informationen in diesem Werk spiegeln die Sicht des Autors aufgrund eigener Erfahrungen zum Zeitpunkt der Veröffentlichung dar.

Bitte beachten Sie, dass sich gerade im Internet die Bedingungen ändern können. Sämtliche Angaben und Anschriften wurden sorgfältig und nach bestem Wissen und Gewissen ermittelt. Trotzdem kann von Autor und Verlag keine Haftung übernommen werden. Insbesondere muss darauf hingewiesen werden, dass sämtliche Anbieter für ihre Angebote selbst verantwortlich sind. Die in diesem Werk erwähnten Anbieter und Quellen wurden zum Zeitpunkt der Niederschrift als zuverlässig eingestuft. Autor und Verlegen sind für deren Aktivitäten nicht verantwortlich. Dieses Handbuch versteht sich als Basis Informationsquelle.

Sofern wir auf externe Webseiten fremder Dritter verlinken, machen wir uns deren Inhalte nicht zu Eigen, und haften somit auch nicht für die sich naturgemäß im Internet ständig ändernden Inhalte von Webseiten fremder Anbieter. Das gilt insbesondere auch für Links auf Softwareprogramme, deren Virenfreiheit wir trotz Überprüfung durch uns vor Aufnahme aufgrund von Updates etc. nicht garantieren können.

11773167R00048

Printed in Germany
by Amazon Distribution
GmbH, Leipzig